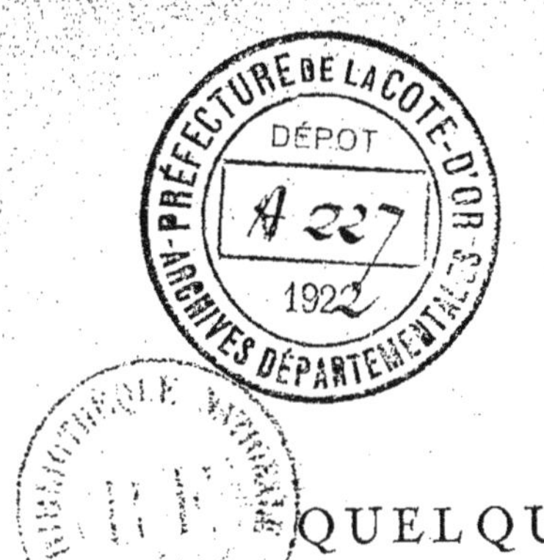

Dr Paul FERRAND

QUELQUES REMARQUES CLINIQUES SUR L'EMPLOI DE LA Phényléthylmalonylurée dans L'ÉPILEPSIE

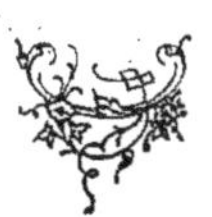

DIJON
IMPRIMERIE BERNIGAUD ET PRIVAT
15, Rue Bossuet, 15

1922

Paul FERRAND

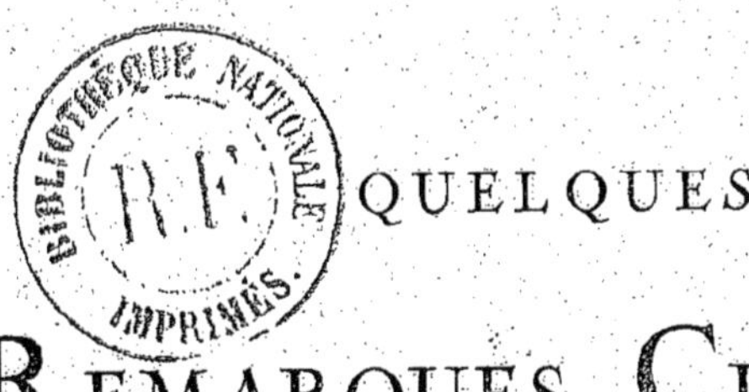

QUELQUES REMARQUES CLINIQUES SUR L'EMPLOI DE LA Phényléthylmalonylurée dans L'ÉPILEPSIE

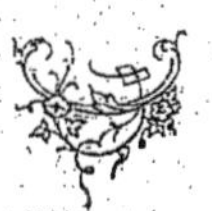

DIJON
IMPRIMERIE BERNIGAUD ET PRIVAT
15, Rue Bossuet, 15

1922

A MON PÈRE ET A MA MÈRE,

Faible témoignage de vive affection

et d'infinie reconnaissance.

A MES PARENTS,

A LA MÉMOIRE DE MES CAMARADES

TOMBÉS AU CHAMP D'HONNEUR.

MEIS ET AMICIS

A M. Le Docteur CASTIN,

DIRECTEUR-MÉDECIN-CHEF
DE L'ASILE D'ALIÉNÉS DE DIJON

qui a été l'inspirateur de cette brève étude, nous a accordé l'aide de sa grande expérience, nous a prodigué ses conseils. Nous l'en remercions bien vivement et le prions de trouver ici l'expression de notre profonde reconnaissance.

A M. Le Docteur PETITJEAN,

PROFESSEUR DE CLINIQUE MÉDICALE
A L'ÉCOLE DE MÉDECINE DE DIJON

Nous le remercions profondément pour tous les titres qu'il s'est acquis à notre reconnaissance et la bienveillance qu'il nous a toujours témoignée.

A M. Le Professeur LÉPINE,

DOYEN DE LA FACULTÉ DE MÉDECINE DE LYON

En hommage de profond respect.

En remerciement pour le grand honneur qu'il nous fait en présidant cette thèse.

A MES JUGES.

A LA MÉMOIRE DE :

Monsieur le Professeur DEROYE,
ancien directeur de l'Ecole de Médecine de Dijon.

Monsieur le Professeur PARISOT.

A MES MAITRES DE L'ÉCOLE DE MÉDECINE
ET DE L'HOPITAL DE DIJON :

Monsieur le Professeur BROUSSOLLE,
directeur de l'Ecole de Médecine.

MM. les Professeurs BARON, J. DEROYE, GAULT, LECLERC, PETITJEAN, ZIPFEL.

MM. les Docteurs GUERAIN, GAUDEMET, LONGIN, BLANC, BRENOT, LUCIEN, GREMEAUX, BERNOT, ROUX, BEL.

A MES MAITRES DE L'ASILE D'ALIÉNÉS DE DIJON :

M. le Docteur CASTIN,
directeur, médecin en chef.

M. le Docteur VIOLLET,
médecin, chef de service.

A MES AUTRES MAITRES.

Hommage de gratitude et de sincère reconnaissance.

INTRODUCTION

Étant interne à l'asile départemental de Dijon, nous eûmes l'occasion de suivre de nombreux malades atteints d'épilepsie traités par la phényléthylmalonylurée. Ce produit ayant été substitué systématiquement au bromure de potassium, deux mois après notre entrée en fonctions, nous avons pu suivre les malades dont nous présentons les observations pendant plus de deux ans. Quelques-uns, entrés à l'asile dans le cours de notre internat, nous ont fourni également des observations intéressantes. Les résultats sont des plus satisfaisants, sans être constants cependant ; le produit se montre en général très efficace, au point que dans telle section d'épileptiques de l'asile de Dijon le nombre des crises est passé de 76 à 8 sur une moyenne de 10 mois, et qu'un certain nombre de malades ont pu quitter l'établissement et reprendre une existence normale ; mais parfois, il échoue, ou plus souvent ne donne que des résultats partiels. Cette diversité d'efficacité de la phényléthylmalonylurée ressort de nos recherches tant dans nos revues médicales que dans les communications aux sociétés psychiatriques et dans les thèses. C'est pourquoi notre maître, le docteur Castin, nous ayant suggéré de faire un travail sur l'action de la phényléthylmalonylurée dans l'épilepsie, il nous a paru tout indiqué de nous attacher à l'étude des particularités du traitement telles qu'elles ressortaient de nos observations.

PREMIERE PARTIE

Considérations Générales

Nous ne ferons pas, après tant d'autres, l'historique complet de la question de la phényléthylmalonylurée. Nous rappellerons seulement que ce produit est constitué par le remplacement d'un groupe éthyl par un groupe phényl dans la molécule du véronal. Il était présenté en Allemagne, avant la guerre, sous le nom de luminal. Il est préparé actuellement en France sous le nom de gardénal.

Les premiers essais réalisés dans notre pays par Monsieur le Professeur COMBEMALE en 1913 furent rapportés dans la thèse de son interne, A. PECHEUX, la même année. En 1919, M. RAFFEGEAU présente soixante-dix observations de malades traités avec succès. L'année suivante, M. VINCENT communique à son tour d'heureux résultats confirmés de son côté par Monsieur le Professeur CARNOT. A une séance de la Société de psychiatrie, M. MAILLARD apporte ses observations très favorables. En 1921, paraît sur la question une très importante étude thérapeutique constituant la thèse de G. BERGÈS. Depuis, ses observations se sont multipliées et la phényléthylmalonylurée a presque complètement détrôné les autres médications opposées à l'épilepsie. Les partisans du bromure sont de plus en plus clairsemés et seuls les sels de bore jouissent encore auprès de quelques-uns d'un certain prestige renouvelé.

Manière de prescrire la Phényléthylmalonylurée

La première règle à formuler est que le produit sera administré à doses médicalement stipulées, sans interruptions d'un seul jour. Ce n'est pas un médicament curatif, mais simplement suspensif. Nous y reviendrons plus loin.

Mode d'Administration

Tous les malades dont nous rapportons les observations ont employé la phényléthylmalonylurée par la voie buccale sous la forme de comprimés. Selon l'état mental du sujet, ils sont administrés tels que et nous recommandons aux malades de les croquer pour assurer leur dissociation ; un demi-verre d'eau ou de préférence une tasse de tisane chaude qui active le passage dans le duodénum ; ou bien les comprimés sont broyés au pilon et la dose quotidienne est mise en suspension dans un liquide, de l'eau simplement ; le produit étant insoluble et les doses devant être fractionnées, il est nécessaire de bien recommander d'agiter la bouteille avant chaque prise, pour qu'elles soient à peu près égales et qu'il ne reste pas de dépôt inutilisé.

Posologie

Le nombre des crises ne doit pas influer sur la dose à donner. La dose quotidienne nécessaire est de 20 à 30 cgr. chez l'adulte. On commence généralement par 20 cgr. ; comme l'action anticonvulsivante est immédiate, si le résultat n'est pas suffisant, on peut très rapidement arriver à 30 cgr. Il est risqué de prescrire 40 cgr. et dangereux de dépasser cette dose.

Chez les personnes âgées et chez l'enfant, le médicament est très bien toléré. Nous avons employé chez celui-ci des doses variant entre 15 cgr. et 25 cgr., soit en moyenne 0,015 par année d'âge.

Chez la femme, nous avons utilisé les mêmes doses que chez l'homme, sans remarquer de sensibilité spéciale. Les règles ne constituent pas une contre-indication.

La dose quotidienne est prise en deux fois, le matin au réveil et le soir, au coucher de préférence.

Lorsqu'un sujet traité à la dose quotidienne de 0 gr. 20 ou 0,30, selon les cas, est resté un an sans crises, on peut essayer de diminuer de moitié la dose du matin ou du soir, suivant que les crises étaient le plus souvent nocturnes ou diurnes. Si l'amélioration se maintient, on peut, 6 mois plus tard, descendre à la dose de 0,10 par jour. Bon nombre de nos malades ne prennent plus actuellement que 0 gr. 10, sans que leurs crises aient reparu. C'est là d'ailleurs, croyons-nous, la façon de procéder de M. le docteur Raffegeau. Nous n'avons jamais osé descendre au dessous de la dose de 0 gr. 10, par jour bien que certains auteurs aient signalé des cas où avec des doses encore moindres aucune rechute ne s'était produite.

Au cours des maladies aiguës, fébriles, les crises disparaissent généralement d'elles-mêmes pendant la période d'état ; il n'en est pas moins parfois utile de laisser le malade sous l'influence du traitement, afin d'éviter le retour des accidents à la période de défervescence, parfois marquée par une recrudescence des accidents comitiaux.

Durée nécessaire du Traitement

Une fois la dose suffisante établie, il est de toute nécessité de continuer le traitement sans interruption. Un arrêt de 48 heures seulement peut provoquer une réapparition immédiate des crises, avec un caractère particulièrement violent. Depuis deux ans, nos observations ne nous ont montré aucun inconvénient à son emploi prolongé. Éliminé par les urines, la seule condition nécessaire est le bon fonctionnement du rein ; nous y reviendrons.

Période d'adaptation

Administré dans de mauvaises conditions, le produit est souvent mal toléré au début du traitement. Cette période, désignée dans les travaux allemands sous le nom d' « Ivresse du luminal » nous semble liée à l'emploi de doses excessives et inutiles ; la dose active et suffisante n'offre pas d'action toxique appréciable chez un sujet dont les fonctions éliminatrices s'accomplissent régulièrement ; toutefois si, exceptionnellement, il survient des phénomènes de torpeur, il faut immédiatement diminuer la dose initiale. En fait, la période d'adaptation est parfois marquée par une sensation de fatigue, de lourdeur, avec envie impérieuse de dormir ; le réveil est pénible le matin, l'activité émoussée dans la journée ; cette somnolence cède d'ordinaire dans le courant des deux ou trois premières semaines, et fait place à un réveil des facultés intellectuelles, avec un léger degré d'euphorie et de surexcitation. Nous rapportons cependant plusieurs observations où le début du traitement n'a nullement influencé l'état psychique du sujet. La malade TH. (*obs. XIV*) a toujours conservé son activité et n'a jamais ressenti la moindre indisposition. Il est vrai que ces cas sont plutôt l'exception. Néanmoins, nous avons remarqué qu'une période précoce d'excitation secondaire à l'effet hypnotique du médicament est d'un bon pronostic ; les cas marqués au contraire par une somnolence trop accentuée au début du traitement et qui tend à persister, ne donnent que des résultats médiocres.

Effets secondaires et contres-indications.

Il semble que les accidents relatés par quelques auteurs soient imputables à l'emploi de doses trop élevées, dans certains cas, et particulièrement pour ceux qui ont été observés pendant la guerre, on peut aussi, croyons-nous, incriminer l'insuffisance de qualité du produit employé, surtout quand il était livré en poudre. Pour notre part, nous avons pu remarquer, entre autres inconvénients, la fréquence de la constipation, du reste bénigne, cédant facilement à l'emploi d'un laxatif et n'entraînant aucune modification dans la posologie.

Deux fois nous signalons dans nos observations l'apparition, vers le quinzième jour du traitement, des rougeurs prurigineuses sur les mains et les poignets n'offrant pas la moindre gravité et disparaissant d'elles-mêmes en deux ou trois jours. C'est à peu près tout.

Un seul examen préliminaire s'impose, c'est celui des fonctions rénales ; la phényléthylmalonylurée s'élimine par le rein et on la retrouve intacte dans les urines ; un mauvais fonctionnement de l'appareil excréteur amènerait donc une accumulation du produit dans l'organisme. En conséquence, l'abstention s'impose dans les lésions graves des reins ; si les lésions sont de moindre importance, il conviendra d'agir prudemment et de tâter la susceptibilité du malade. Nous citons *(Obs. VI et VII)* le cas de deux malades très améliorées par le traitement, bien supporté, malgré une quantité légère, mais constante, d'albumine dans les urines. Par contre, deux autres épileptiques invétérés, dont nous rapportons également l'observation, avec crises fréquentes, grosse déchéance physique et une quantité abondante d'albumine dans les urines, présentèrent une excitation ébrieuse qui nécessita la suppression sans délai du traitement. *(Obs. XXVII et XXVIII.)*

Hygiène générale de l'Epileptique en traitement.

Les règles d'hygiène habituellement imposées aux épileptiques sont encore de mise ici : Si possible, vie à la campagne où les bruits, les trépidations, la vie mouvementée, les veillées, favorisent le déclanchement des crises. Pas de surmenage intellectuel ou physique. La nourriture devra être légère, pas trop épicée, pas de café, pas d'alcool ; éviter autant que possible tous les excès, en particulier les excès vénériens. L'usage de l'hydrothérapie froide a depuis fort longtemps été préconisée ; nous croyons devoir la proscrire. Chez deux des malades que nous avons observés, des rémissions stables ont été interrompues à l'occasion d'un bain de rivière dans un cas, d'une douche froide dans l'autre.

On peut concevoir, en effet, sinon expliquer, que le saisissement, la réaction violente produits par le contact de l'eau froide puissent annihiler l'action d'un médicament qui appartient à la catégorie des hypnotiques.

DEUXIEME PARTIE

Action du traitement dans les diverses formes de l'Épilepsie.

Les malades, épileptiques invétérés, dont nous présentons les observations, ayant tous été traités par la phényléthylmalonylurée seule, sans aucune médication adjuvante, il nous est facile de contrôler l'action de ce médicament et de la comparer à celles, peu efficaces, du bromure qu'ils avaient absorbé pendant de nombreuses années, et du tartrate boricopotassique employé peu auparavant à titre d'essai.

Pour la facilité de l'étude, nous examinerons l'action de la phényléthylmalonylurée d'abord dans l'épilepsie convulsive généralisée, ces résultats y étant sans contredit les plus favorables ; nous envisagerons en particulier les modifications de l'état psychique sous l'influence du traitement dans cette forme de mal comitial. Puis nous passerons à l'épilepsie du type Bravais-jacksonnien, et aux formes vertigineuses et larvées.

Nous n'adoptons cette classification quelque peu arbitraire de l'épilepsie que pour la facilité de notre exposé.

Encore sommes-nous parfois embarrassés, car dans telle de nos observations, les crises convulsives alternent avec les vertiges ; dans telle autre, les crises mentales suivent les crises convulsives ; nous ferons pour le mieux, et à l'occasion, nous signalerons ces anomalies.

Action dans l'Epilepsie convulsive

Les manifestations franches du mal comitial constituées par les crises convulsives généralisées sont les plus fréquentes, surtout dans les asiles, aussi nous ont-elles fourni le plus grand nombre de nos observations. Une première série de nos malades a été favorablement influencée par le traitement ; dans beaucoup de cas, les crises sont complètement disparues dès le début ; dans d'autres, elles sont devenues beaucoup plus rares et d'intensité moindre ou encore elles ont été remplacées soit par des vertiges, soit par des malaises finissant eux-mêmes par disparaître sous l'influence du traitement.

Dans une seconde série, nous ne constatons que des résultats très incomplets, même parfois nuls. Nous avons recherché les causes de différences aussi marquées dans l'efficacité du remède, différences d'autant plus déconcertantes qu'il s'agissait en apparence de la même forme clinique d'épilepsie, de malades sur beaucoup de points comparables, soumis à la même hygiène et à des conditions identiques d'existence. Les divers examens que nous avons pratiqués, l'observation des phénomènes épileptiques eux-mêmes, leur étiologie, l'étude des facteurs humoraux circulatoires ou réflexes susceptibles de les provoquer ne nous donnèrent qu'une explication insuffisante. Toutefois, nous avons constaté que le médicament échouait ou n'agissait qu'imparfaitement lorsque l'épilepsie était greffée sur un état d'idiotie ou d'imbécillité. De plus, et nous l'avons déjà dit, c'est le signe prémonitoire d'un échec chez tous ces infirmes cérébraux. La période d'adaptation au remède, marquée par la somnolence du début, n'a été suivie, dans aucun cas, de la moindre réaction, l'état d'indifférence s'est généralement plutôt accentué. D'autre part, après beaucoup d'autres, nous avons pu constater que, d'une façon générale, plus les crises étaient franches et fréquentes, plus le médicament avait d'action, l'ancienneté de la maladie n'intervenant nullement dans les effets du traitement. Mais, à ces règles, il y a des exceptions.

Action sur l'état psychique.

Faisant abstraction des cas irrémédiables de déchéance intellectuelle congénitale dont nous venons de parler, sur laquelle la phényléthylmalonylurée ne peut avoir aucune prise, non plus d'ailleurs que sur les manifestations épileptiques qui l'accompagnent, nous n'aurons en vue dans ce chapitre, que la répercussion du traitement par la phényléthylmalonylurée sur l'état psychique des épileptiques dont il arrive à supprimer ou à atténuer les accidents convulsifs.

L'enfance d'un comitial n'est pas sensiblement différent de celle d'un adulte normal, à part les convulsions des premières années, si fréquentes. Les futurs épileptiques présentent d'ordinaire une intelligence moyenne, la marche et le langage n'ont pas été retardés, tout au plus, relève-t-on quelques troubles du caractère. L'enfant a été à l'école, était studieux, et c'est généralement à l'orée de l'adolescence, alors que rien ne pouvait le faire prévoir, qu'apparaissent les premires accidents. Petit à petit, les crises se répétant, l'enfant est devenu apathique, paresseux, incapable de progrès. Dans ce cas, la cessation des crises sous l'influence du traitement, amène une amélioration marquée et rapide de l'état psychique; l'évolution mentale, momentanément interrompue, reprend son cours normal.

Quand les crises sont anciennes, violentes et rapprochées, c'est le cas de bon nombre d'adultes, l'obtusion intellectuelle postictique de passagère, devient permanente, les facultés paraissent s'émousser, la faculté d'attention diminue. Veut-on interroger ces malades, on est frappé de leur hébétude, de leur difficulté de compréhension, de la lenteur de leurs réponses, sans que toutefois cette bradypsychie s'accompagne réellement d'un état démentiel. En outre, leur caractère est méfiant, taquin, jaloux, irascible et impulsif, en même temps qu'onctueux et popelard. Des accès d'agitation coléreuse précèdent souvent les crises.

Sous l'influence du traitement par la phényléthylmalonylurée, ces accès d'agitation disparaissent ; l'engourdissement résultant du bromure fait de même. En revanche, il persiste le plus souvent un ralentissement très appréciable des facultés intellectuelles et motrices, inhérent à la maladie elle-même, mais susceptible cependant d'une certaine rééducation à la longue. Quant aux troubles du caractère, généralement, ils persistent, parfois même, à la période de réaction, semblent quelque peu accrus.

Inutile de dire que, dans les cas d'épilepsie s'accompagnant de démence, celle-ci, quel que soit le traitement prescrit, demeure invariable.

Reste une dernière catégorie de malades, celle des adultes aux accès espacés et d'intensité parfois atténuée, lesquels n'ont pas eu le temps d'altérer leur état intellectuel ; nombreux sont, en effet, les comitiaux capables d'occuper, pendant de longues années, une importante situation nécessitant l'intégrité des facultés mentales : ici, le caractère n'a encore subi aucune atteinte, et, en dehors des crises, il n'existe pas de troubles psychiques appréciables. Cette catégorie de malades est particulièrement redevable au traitement de la phényléthylmalonylurée ; il les délivre de l'obsession effroyable de la crise qui les guette, elle les libère également de la nécessité d'un régime strict et fort rebutant, le régime déchloruré, et du bromure, si plein d'inconvénients pour les travailleurs intellectuels.

Chez ces malades, la phényléthylmalonylurée, au début, exerce aussi, d'une façon assez constante, un effet déprimant sur l'activité intellectuelle et physique. Les propriétés hypnotiques du produit se font chez eux particulièrement sentir et la période de réaction se fait attendre. C'est pour remédier à ces inconvénients que l'on a tenté diverses associations médicamenteuses. M. Ducoste affirme avoir, dans ces cas, obtenu de bons résultats en ajoutant à la phényléthylmalonylurée de la belladone et de la caféine.

Action sur l'état physique.

Sachant que la phényléthylmalonylurée est très bien tolérée par l'organisme, qu'elle ramène le sommeil, si souvent insuffisant chez les épileptiques, et qu'elle détermine la suppression des crises, suppression entraînant la possibilité d'une vie régulière, il est assez naturel de constater qu'au point de vue physique, les comitiaux acquièrent de sérieux bénéfices. Cependant, chez la plupart de nos malades, le plus gros facteur d'amélioration physique est dû à la suppression du traitement bromuré. De ce fait, l'état saburral des voies digestives si fréquent disparaît, l'appétit devient régulier, tous les troubles cutanés si pénibles disparaissent ; il s'en suit régulièrement une augmentation parfois très notable de poids, dont le traitement par la phényléthylmalonylurée n'est, dans une certaine mesure, qu'un facteur indirect.

Quelle est l'action de la phényléthylmalonylurée sur la menstruation, dont l'influence sur les crises est toujours très marquée, soit qu'elle les réveille, soit qu'elle en exaspère la violence ? Chez la femme à l'âge de l'activité sexuelle, les règles ont été régularisées dans quelques cas; en ce qui concerne la jeune fille, nous rapportons plusieurs observations où les règles ont cessé au début du traitement et ne sont pas encore reparues. Dans certains cas, enfin, les règles, irrégulières auparavant, le sont restées. En conséquence, il nous semble téméraire d'attribuer une influence favorable à la phényléthylmalonylurée sur la menstruation.

Action dans l'Epilepsie Bravais Jacksonienne

C'est dans cette forme d'épilepsie que la phényléthylmalonylurée donne le moins de résultats, les crises diminuent de fréquence et d'intensité, mais il est rare de les voir disparaître complètement. De plus, l'excitation réactionnelle du début consistant en irascibilité, indocilité, esprit de taquinerie, y est particulièrement prolongée.

Les trois malades dont nous rapportons les observations, n'appartiennent pas véritablement à cette catégorie. Chez eux, des troubles d'origine traumatique avaient déclanché, au début, des crises partielles devenues mixtes dans la suite, et la prédominance des convulsions généralisées à l'époque où a été entrepris le traitement, nous aurait presque autorisé à placer ces observations dans la catégorie de l'épilepsie généralisée. Aussi, ne sommes-nous pas surpris des résultats obtenus. Dans deux cas, les convulsions ont été suspendues complètement, alors que dans l'autre, la persistance des crises semble liée nettement à un état d'affaiblissement intellectuel marqué.

Action dans l'Epilepsie vertigineuse.

Nous n'avons qu'une observation se rapportant à la forme essentiellement vertigineuse *(Obs. XXXII)*. Le malade dont il s'agit n'a jamais présenté de crises ; les vertiges, d'abord assez espacés, ont augmenté peu à peu de fréquence, au point d'interdire toute possibilité de vie régulière. De plus, le malade avait acquis petit à petit le caractère du véritable comitial, coléreux, susceptible, impulsif et violent, au point de rendre nécessaire son internement. Le malade étant d'une intelligence normale, on pouvait espérer *a priori* que le traitement serait efficace. En fait, nous sommes arrivé à la suppression complète des accidents, mais celle-ci n'est survenue qu'après une amélioration progressive. Il a fallu près de trois mois pour l'obtenir. L'action de la phényléthylmalonylurée, moins rapide sur les vertiges que sur les crises convulsives, est pourtant nettement favorable dans les cas où ceux-là accompagnent celles-ci ; ils régressent plus lentement et peuvent persister encore alors que les crises ont cessé, mais souvent ils finissent par disparaître eux-mêmes.

Action dans l'Epilepsie larvée

Divers auteurs ont prétendu que la phényléthylmalonylurée aggravait les manifestations larvées et pouvait même les créer de toutes pièces chez des épileptiques jusque-là simplement convulsifs. Il est possible qu'un produit de mauvaise qualité, que des doses excessives ou qu'un mauvais état méconnu de l'émonctoire rénal aient produit chez certains malades d'aussi fâcheux accidents. En ce qui nous concerne, jamais nous ne les avons observés, et nous attirons particulièrement l'attention sur l'observation suivante *(Obs. XXXIII)* : il s'agit d'un malade chez qui les crises ont débuté à 28 ans ; alternant au début avec des vertiges assez rares, elles étaient assez bien tolérées et n'avaient pas sensiblement influencé l'état mental, lorsque, cinq ans après, apparurent de véritables accès de manie furieuse dont la répétition et les conséquences, de plus en plus graves, paraissaient avoir amené le malade à un état de déchéance physique et mentale irrémédiable, à l'époque où la phényléthylmalonylurée fut prescrite. Résultat du traitement : suppression immédiate et persistante des accès de violence, auxquels le malade se livrait chaque jour. Les troubles intellectuels, conséquence de la déchéance psychique, en revanche, n'ont régressé que lentement et que grâce à une rééducation progressive.

Action dans l'Hystéro-Epilepsie

L'hystérie s'associe souvent aux crises épileptiques et, dans certains cas, la part respective des deux névroses est assez difficile à délimiter, leurs caractères différentiels n'ayant rien d'absolu. Le traitement par la phényléthylmalonylurée fournit des résultats très intéressants. Dans un cas *(Obs. XXXV)*, la prédominance des accidents épileptiques nous a permis d'obtenir la guérison, alors que dans l'observation *(Obs. XXXIV)*, la nature assez douteuse des accidents n'ayant été nullement influencée par le traitement, nous pouvons porter le diagnostic ferme d'hystérie. Dans l'observation *(Obs. XXXVII)*, le traitement nous a permis de faire la part nette des accidents épileptiques et des accidents hystériques qui subsistent encore, alors que les premiers étaient complètement supprimés. Dans l'hystéro-épilepsie, ou plutôt lorsqu'un sujet pithiatique sera suspect également d'épilepsie, la mise en traitement par la phényléthylmalonylurée sera la pierre de touche, méthode d'autant plus recommandable qu'elle ne fait courir au sujet aucun risque.

Action sur les Manifestations Epileptiformes des Affections Organiques.

Nous avons eu également l'occasion d'observer les effets du traitement sur les crises épileptiformes symptomatiques d'affections évolutives. Nous ne rapportons pas les observations, dont l'intérêt ne serait que secondaire. Il s'agit, dans un cas, d'un paralytique général qui avait présenté, à plusieurs reprises, des crises du type Bravais-jacksonnien ; un second cas nous est fourni par un malade déjà âgé et artério-scléreux. Chez ces deux malades, le traitement s'est montré sans effet. Dernièrement, nous avons suivi, dans le service du Professeur Petitjean, à l'hôpital de Dijon, un malade atteint de crises du type Bravais-jacksonnien, chez qui un essai à la dose de 0,20 avait provoqué un état de somnolence et de torpeur assez inquiétant. Le traitement spécifique fut institué quelques jours après sur les indications d'un Wassermann fortement positif. Dans certaines formes de séquelles d'encéphalites, la phényléthylmalonylurée est assez bien supportée et peut produire une action sédative relativement favorable, mais passagère.

OBSERVATIONS

Observation I

Jeanne B...., 45 ans.

Aucun antécédent.

Enfance normale. Intelligente, sait lire et écrire, très bonne travailleuse.

Première crise à 14 ans au moment de ses premières règles.

Les crises ont toujours été mensuelles et menstruelles.

Entre à l'Asile le 9 décembre 1913.

Crises très fortes, tombe en arrière comme une masse, se débat, urine rarement ; la période d'obnubilation ne dure pas longtemps. Elles reviennent régulièrement, tous les mois, tantôt diurnes, mais plutôt nocturnes, dans ce cas des vertiges précèdent souvent la crise pendant la journée.

Entre temps très bonne travailleuse, s'occupe à la lingerie et à la buanderie. Elle conserve un bon caractère, d'humeur égale.

Mise à la Phényléthymanolynurée le 10 janvier 1921

Les crises qui n'avaient pas été influencées par le traitement bromuré, disparaissent aussitôt. Le médicament a été très bien supporté dès le début. La malade a continué à s'occuper régulièrement et conserve son bon caractère habituel.

Octobre 1922 — L'amélioration se maintient, la malade a encore ses règles et continue à s'occuper sans ressentir le moindre malaise.

II

***

Observation II

Georgette G....., 26 ans.

A. H. — Père éthylique.

A. P. — Fille unique. Convulsions à 1 an.

Intelligente a été en classe de six à treize ans.

Première crise à 11 ans, provoquée par une frayeur ; deuxième crise quelques mois après. Au moment de la puberté les crises sont devenues beaucoup plus fréquentes et très irrégulières, tantôt diurnes, tantôt nocturnes.

Entre à l'Asile le 2 octobre 1911.

Chétive physiquement, caractère craintif, mais pas d'affaiblissement intellectuel, bonne mémoire, grosse cicatrice de la lèvre supérieure, consécutive à une chute. Crises de colère fréquentes.

Résultat du traitement par KBr.

	1916	1917	1918	1919	1920
Janvier	13	15	11	11	14
Février	14	9	9	11	9
Mars	17	12	6	18	6
Avril	9	6	14	14	12
Mai	9	10	18	10	21
Juin	6	13	8	11	9
Juillet	9	7	23	11	11
Août	10	15	16	13	15
Septembre	14	9	21	8	8
Octobre	14	9	21	8	8
Novembre	9	9	11	18	11
Décembre	15	12	9	15	

Description de la crise : petit cri, tombe du côté droit par un lent mouvement saccadé de torsion du tronc, se blesse rarement car on a le temps d'intervenir ; se débat beaucoup, écume, ne se mord pas, n'urine pas. Reste troublée cinq minutes. Entre temps légers vertiges. La malade s'occupe cependant assez régulièrement au ménage et au raccommodage. Caractère docile.

Mise à la Phényléthymalonylurée le 7 novembre 1920.

Suppression immédiate des crises. Le traitement a toujours été très bien toléré. Très gentille et docile, la malade n'a pas cessé de s'occuper. Quelques vertiges subsistent.

Janvier 1921—Plus de vertiges, les règles sont régulières ; mais la malade semble plus facile à contrarier et s'emporte volontiers.

Avril-mai 1922 — Pneumonie, suppression du traitement Évolution normale. Une crise pendant la convalescence, Reprise immédiate du traitement.

Octobre 1922. — Pas de nouvelle crise, amélioration sensible de l'état physique, règles régulières. Continue à s'occuper régulièrement, mais garde un caractère susceptible.

***

Observation III

Epilepsie couvulsive et démence

Mélanie H...., 68 ans.

Pas de renseignements sur les antécédents héréditaires. Les crises remonteraient au jeune âge. Aurait cependant été employée comme journalière dans une maison où elle serait restée très longtemps. A su lire et écrire.

Entre à l'Asile le 6 mars 1903.

État démentiel très marqué, ignore son âge, ne sait dans quelle saison nous sommes, ne connaît pas l'année. Inconscience complète. Impotence fonctionnelle du bras droit consécutive à une luxation du radius et du cubitus non réduite ; large cicatrice de la face par brûlure.

Crises par séries de 4 à 6 à la file. Reste parfois 15 jours sans en avoir.

Tourne trois tours sur elle-même, tombe, se débat ; ne se mord pas la langue, urine rarement, durée dix minutes, puis état crépusculaire.

Dans l'intervalle des crises, vertiges fréquents caractérisés par : déviation de la face à gauche ainsi que des yeux ;

secousses dans les membres supérieurs, tremblement des mains ; pâleur, puis désorientation, ramasse indéfiniment des objets ou bien se lève et tourne autour de sa chaise.

Traitée par KBr ; a toujours eu une dizaine de crises par mois sans compter les vertiges. L'affaiblissement intellectuel s'est progressivement accentué et était arrivé à un état de démence complète, quand le **traitement par la Phényléthylmalonylurée fut institué le 14 novembre 1920.**

Malgré l'âge de la malade le médicament a été prescrit aux doses usuelles, sans aucun inconvénient.

Octobre 1922 — La malade n'est pas tombée une seule fois depuis le début du traitement et n'a présenté en tout que trois vertiges à des périodes très espacées. Elle se lève régulièrement, s'alimente bien, mais reste incapable de s'occuper. L'état démentiel persiste, mais ne s'accentue pas.

***

Observation IV

Anna B....., 48 ans.

A. H. — Père éthylique, mort à 44 ans.
Mère diabétique, morte à 42 ans.

A. P. — Depuis l'âge de 12 ans avait des vertiges fréquents, voyait tout tourner, était sur le point de tomber, mais revenait immédiatement à elle.

Intelligente elle était toujours la première de sa classe.

A 32 ans, les crises sont survenues et ont remplacé les vertiges. La première a eu lieu au cours d'une période menstruelle.

Il lui est arrivé à plusieurs reprises, de se lever la nuit, de s'habiller, de sortir de chez elle et de revenir se coucher ne se souvenant de rien.

Les crises apparaissent régulièrement au moment des règles, nocturnes généralement. Mal de cœur très court, puis perte de connaissance, chute (il lui est arrivé de tomber de son lit), fortes convulsions, écume, morsure de la langue, micton. Après la crise, ronflement, courbature, amnésie complète.

De temps en temps, absences. La malade ressent des bourdonnements d'oreilles ; il lui semble qu'on lui parle, on lui conseille de faire quelque chose ; les voix viennent de près. En même temps palpitations et sensation d'obnubilation, à ce moment, ne se rend pas bien compte de ce qu'elle fait, mais s'aperçoit après que c'est maladif. A suivi chez elle un traitement par KBr.

Mise à la Phénylèthylmalonylurée le lendemain de son entrée le 18 Octobre 1921.

20 novembre — Calme et gentille n'a pas eu de crise. A eu ses règles et, contrairement à son habitude, n'a ressenti que deux légers vertiges, le jour où elles ont cessé.

Janvier 1922 — Plus de crises ; mais un changement de caractère consécutif au réveil des facultés intellectuelles, l'empêche de s'occuper régulièrement, devenue très susceptible et entêtée, elle se plaint continuellement de tout.

Juillet 1922 — Plus de crises, conserve son mauvais caractère, mais s'occupe mieux.

Octobre 1922 — Très lucide, continue à s'occuper ; elle raconte très bien l'histoire de sa maladie, sait parfaitement ce qui s'est passé chez elle depuis un an, antérieurement, il y a de nombreuses lacunes, qu'elle met sur le compte du bromure. Le caractère s'est amélioré, mais reste toujours facilement irascible, particulièrement au moment des règles qui ont toujours été régulières.

***

Observation V

Marthe M...., 40 ans.

Rien dans les antécédents héréditaires. Frères et sœurs en bonne santé.

A. P. — Enfance normale. Intelligente, a fréquenté l'école jusqu'à 14 ans, puis s'est occupée dans la culture. Travailleuse.

A 23 ans, première crise. C'était pendant ses règles, à la suite d'une discussion avec sa famille.

Un mois après, nouvelle crise ; puis elles reviennent mensuelles et menstruelles.

Entre à l'Asile en juillet 1907. Crises très fortes coïncidant avec la période des règles : pousse un cri d'appel, appelle « Au secours », tombe sur le côté droit, perd connaissance. Ne se mord pas la langue, peu de convulsions, écume beaucoup, n'urine pas sous elle, s'endort après la crise. Reste troublée un ou deux jours, ne s'occupe plus, se montre irascible, mais ne cherche pas à frapper. Dans l'intervalle, bonne travailleuse, caractère éveillé, fine dans ses réparties et souvent railleuse.

Traitée par KBr : 4, 5 crises en moyenne par mois. Elles ont conservé leurs mêmes caractères, mensuelles et menstruelles ; elles surviennent indifféremment le jour ou la nuit. Néanmoins la période d'obnubilation devient plus longue ; entre temps, la malade n'est plus ce qu'elle était et commence à se désintéresser du travail.

Mise à la Phényléthylmalonylurée le 1er Novembre 1920.

Suppression immédiate des crises. La malade a eu ses règles dans la première quinzaine du traitement et pour la première fois n'a pas eu de crises ; elle aurait seulement éprouvé deux malaises assez légers au point de passer inaperçus par l'entourage.

Légers érythèmes le quinzième jour siégeant à l'extrémité des membres supérieurs, mains et poignets, disparu en deux jours. Constipation sans gravité, cédant avec un laxatif.

Février 1921 — Au début du traitement les règles étaient venues tous les 15 jours, mais sont redevenues mensuelles actuellement.

Juillet 1922 — L'état physique est très satisfaisant, l'appétit est régulier ; la malade a repris goût au travail et s'occupe bien. Pas une seule crise depuis le début du traitement ; quelquefois un léger malaise au moment des règles.

Éveillée, pointilleuse et railleuse, elle a la répartie facile et ne présente aucun trouble psychique.

Octobre 1922 — Reste maintenue à la dose de 10 centigrammes, depuis six mois, la rémission se maintient.

***

Observation VI

P... Henri, 34 ans.

Rien dans les antécédents.

Écolage normal de 7 à 15 ans.

Première crise épileptique à 17 ans à la suite d'une peur provoquée par une morsure de chien ; trois accès dans la même journée.

Deux ou trois fortes crises par mois dans la suite.

Entre à l'Asile le 20 février 1908.

Le nombre des crises n'est pas sensiblement influencé par le bromure. Caractère docile, mais parfois taquin et brutal. Cécité bilatérale, par décollement de la rétine.

Mise à la Phényléthylmalonylurée en janvier 1921.

Vient de passer 22 mois sans une seule crise, la période d'adaptation a été très bien tolérée et le malade continue à suivre régulièrement son traitement, malgré la présence d'une quantité légère, mais constante d'albumine dans les urines.

***

Observation VII

R..... François, 26 ans.

A. H. — Père et mère morts de bacillose pulmonaire.

Entre à l'Asile en juillet 1914.

A. P. — Hémiplégie cérébrale infantile avec atrophie et arrêt de développement, stigmates craniens.

Intelligence normale, a été en classe de 7 à 13 ans, puis s'est occupé dans la culture.

Première crise à 20 ans. Deuxième crise, 3 jours après. Les premières convulsions auraient été primitivement unilatérales, mais se sont généralisées très rapidement, de plus en plus fréquentes, elles sont devenues quotidiennes, survenant souvent par séries.

Typhoïde en 1917. Pas de crises pendant la maladie, mais recrudescence dans la suite ; jusqu'à 27 chutes dans une même journée.

En 1919 un essai par le tartrate borico-potassique diminue le nombre des crises qui persistent cependant.

Traitée par la Phényléthylmalonylurée en Novembre 1920.

Suppression immédiate et totale des crises. Tolérance parfaite, malgré une faible quantité d'albumine dans les urines. L'activité physique est revenue petit à petit.

Octobre 1922 — Actuellement ce malade après être resté 6 ans absolument inapte à quoi que ce soit, s'occupe, fait des courses à travers l'Asile, mène une vie en somme aussi régulière que le lui permet son état physique. L'obnubilation est totalement disparue ; éveillé et débrouillard, il a souvent des réparties surprenantes. Son caractère néanmoins reste particulièrement susceptible en même temps que taquin et querelleur.

***

Observation VIII

P..... Marcel, 46 ans.

Épilepsie consécutive à une hémiplégie spasmodique de l'enfance. Les crises qui s'étaient espacées dans l'adolescence sont revenues plus fréquentes vers l'âge de 35 ans, une dizaine par mois, vertiges fréquents entre temps avec accès d'excitation consécutifs ; propos injurieux et gestes menaçants A frappé son père, donné un coup de couteau à sa mère, menacé de tuer une voisine. Ces accès se répétant nécessitent son internement le 3 mai 1912.

Intelligent, ne présente pas de déchéance intellectuelle, sait lire et écrire.

La médication bromurée reste sans action, le malade reste au quartier où il s'occupe irrégulièrement. Caractère taquin, facile à contrarier et souvent agressif.

Mise à la Phényléthylmalonylurée en décembre 1920.

Suppression complète et immédiate des crises. Actuellement le malade fait les courses dans l'Asile, s'occupe au jardin. Son caractère a été également favorablement influencé, il n'a plus d'accès de colère, se montre docile et aimable avec son entourage. Laissé à la dose d'entretien de 10 cent.

***

Observation IX

D.... Eugène, 21 ans.

A. H. — Mère morte cardiaque. Très nerveuse. Deux fausses couches avant son premier enfant. Un frère mort d'épilepsie.

A. P. — Venu à terme, enfance normale, apprenait bien en classe, certificat d'études à 12 ans. A fait 18 mois dans une école professionnelle où il était toujours le premier de sa division.

Première crise à 14 ans, alors qu'il était en train de faire ses devoirs, deuxième crise à 18 ans. Troisième à 20 ans (5 octobre 1920). Depuis un mois environ son caractère changeait, il ne parlait plus, se plaignait de courbature générale. Irascible, ne supportait aucune contrariété, accès de larmes fréquents.

Description de la crise : cri, instant d'égarement, chute, convulsions, écume, morsure de la langue, miction, luxation du bras droit ; durée 10 minutes. Dix jours après, nouvelle crise ; pas de convulsions, mais tombe et perd connaissance pendant cinq minutes. Depuis cette date (15 octobre) est resté troublé ; accès de rire et de pleurs, impulsions avec fugues et réactions violentes, a tenté de frapper son père qui voulait le retenir ; se sauve une fois par une fenêtre, une autre fois en forçant une serrure. Deux jours avant son entrée, monte au grenier et tente de se pendre, arrêté au moment où il accrochait la corde, répond « Tu vois bien que je ne peux plus rien faire, il faut que j'en finisse ».

Le lendemain refuse son déjeuner et prenant sa ceinture, en fait deux tours autour de son cou en disant « Voilà le déjeuner qu'il me faut ». Idées délirantes de persécution basées sur des hallucinations de l'ouïe. Prenait à cette époque 6 - 7 grammes de bromure par jour.

X.

Entre à l'Asile le 30 octobre 1920.

Air abruti, ne sait pas où il est, ni depuis quand il est là. Compréhension lente ; mais l'intelligence n'est pas diminuée.

Trois crises le jour de son arrivée, deux de jour, une de nuit.

Mis immédiatement à la Phénylétylmalonylurée en novembre 1920.

16 novembre 1920 — Obtusion intellectuelle toujours très marquée, mais calme, ne fait pas d'extravagances, si ce n'est qu'il se relève la nuit pour se promener à travers le dortoir ; une seule crise dans toute la quinzaine.

23 décembre — Grosse amélioration, physique et mentale, le malade s'intéresse à tout ce qui se passe autour de lui ; est devenu tout à fait lucide. Plus de crises.

12 février 1921 — Deux crises ; le traitement ayant été suspendu depuis 4 jours à la suite d'un léger état grippal avec fièvre. Reprise immédiate.

30 avril — Pleurésie gauche avec gros épanchement refoulant le cœur, bouffissure de la face et faiblesse du pouls. Ponction évacuatrice, température 38° - 39°. Continue à suivre son traitement.

1er juin 1921 — Complètement remis, bonne mémoire, cause d'une façon très lucide, s'occupe régulièrement. Conserve cependant une bradypsychie assez marquée.

Sort le 18 juin 1921.

Revu le 29 juillet 1922. Continue de bien aller. S'occupe chez ses parents, n'a plus eu de crise, ni de périodes d'excitation. Caractère placide. Ne prenant plus à cette époque que 10 centigrammes.

***

Observation X

M....., Émile, 51 ans, employé des postes.

Rien dans les antécédents héréditaires.

A servi 15 ans dans les colonies : Guyanne, Martinique et Tonkin. N'a jamais fait d'hôpital.

Marié à 25 ans, a deux enfants en bonne santé

Fait 18 mois de front comme sous-officier d'infanterie en 1915-1916 et reprend son service de facteur en septembre 1916.

Première crise en octobre 1916 au cours d'une de ses tournées. Puis les crises se renouvellent à des intervalles de plus en plus courts : une dizaine par mois ; entre temps absences fréquentes.

En juillet 1917, un état de stupeur succède à une crise et persiste. A pris beaucoup de bromure.

Entre à l'Asile le 10 octobre 1917.

Stupeur avec aspect mélancolique, mutisme et inertie : teint plombé, attitude prostrée, déchéance physique très marquée.

15 novembre 1917 — N'a pas causé depuis son entrée, demeure alité et inerte, complètement gâteux.

25 février 1918 — Depuis quelque temps a eu toute une série de crises épileptiques. N'est gâteux plus que dans la période de ses crises. Ne peut encore indiquer, ni l'année, ni le mois où nous sommes.

23 décembre 1918 — Grosse amélioration. Propre et raisonnable. Il conserve cependant un gros affaiblissement intellectuel et donne par moment des explications démentielles. Une crise à peu près chaque mois.

26 avril 1919 — Ponction lombaire. Wassermann sur L. C. R. négatif, pas d'excès d'albumine, pas de lymphocytose. Réflexes conservés.

9 novembre — Devenu lucide, s'occupe manuellement mais se montre irritable, facilement impulsif. Les crises sont plus fréquentes et suivies de périodes d'excitation.

Mis à la Phenyléthylmalonylurée le 2 novembre 1920.

Suppression complète et immédiate des crises. Garde un caractère d'aspect parfois irrité sans plus. Continue à s'occuper.

Juillet 1922 — Grosse amélioration de l'état général. Continue à s'occuper régulièrement. Pas de crise depuis le début du traitement ; l'état confusionnel n'est jamais reparu. Le malade conserve un état de bradypsychie marqué, mais la mémoire est intacte.

***

Observation XI

C....., Thérèse, 37 ans.

Pas de renseignements sur les antécédents héréditaires. Première crise à 12 ans caractéristique. A partir de l'âge de 15 ans, ses crises sont devenues régulièrement mensuelles et menstruelles.

En janvier 1922, les crises deviennent subitement quotidiennes et s'accompagnent de réactions violentes, bris de vitres, frappe sur son entourage, fugues nombreuses.

Entre à l'Asile le 23 janvier 1922.

Obnubilation très marquée. Parler lent. Ne sait pas où elle est. Beaucoup de gens lui en veulent, c'est pourquoi on l'a emmenée de chez elle. Morsure fraîche, très marquée sur le bord gauche de la langue. Gâtisme.

Mise à la Phényléthylmalonylurée immédiatement.

10 février — N'a pas eu de crise depuis son entrée ; commence à se suffire et ne gâte plus, son état d'obnubilation a beaucoup diminué ; elle ne reconnaît cependant pas son frère venu la visiter.

30 mars — Aucune crise. Grosse amélioration psychique ; s'occupe très bien au raccommodage, au ménage, lit pour s'occuper. Intelligente, mais peu d'instruction. Reçoit très aimablement ses visites.

21 mai — L'amélioration se maintient, la malade conserve cependant un certain engourdissement intellectuel et particulièrement, bien que moins marquée, la lenteur de la parole.

Octobre 1922 — Réglée régulièrement, ne ressent plus le moindre malaise. Même état psychique.

***

Observation XII

L....., Marie, 44 ans.

A. H. — Père alcoolique interné.

Entrée à l'Asile à 16 ans.

Début des crises à 14 ans au moment de l'installation des règles. Diurnes plutôt que nocturnes, elles débutent par des battements de cœur accompagnés d'un sentiment de frayeur, qui permet à la malade d'avertir son entourage et de s'asseoir. Courte période d'obnubilation.

Dans le courant des années 1918-1920 a présenté assez régulièrement une moyenne de 7 à 10 crises par mois.

Mise à la Phényléthylmalonylurée le 7 novembre 1920.

Action immédiate, marquée par la suppression complète des crises. Travailleuse, elle continue à s'occuper, mais garde son caractère susceptible et pointilleux. Constipation au début du traitement.

Novembre 1921 — L'amélioration se maintient, grosse travailleuse. Semblerait cependant d'humeur plus égale. Toujours bien réglée.

Sort de l'Asile le 6 mai 1922.

7 juillet 1922 — Continue de bien aller, devenue bonne d'enfant, très estimée de ses patrons.

10 novembre — Même situation, maintenue à 10 centigrammes depuis huit mois.

***

Observation XIII

N..., Alfred, 57 ans, ferblantier.

Fait juillet 1920 une chute sur la tête occasionnant une fracture de la base du crâne, intéressant les rochers. Il s'en suit immédiatement une surdité absolue et une sensation de bruits anormaux.

Quatre mois après, présente des crises nettes d'épilepsie, après lesquelles les bruits anormaux augmentent. Des voix font entrer le malade dans de véritables crises de fureur ; criant, gesticulant, brisant tout ce qui lui tombe sous la main, il lui est arrivé de menacer d'un couteau ceux qui tentaient de l'approcher.

Dans la période qui a précédé son entrée à l'Asile, aurait présenté 8 crises en l'espace de trois jours.

Mis à la Phényléthylmalonylurée dès son entrée le 30 mai 1921.

Calme et docile depuis cette époque, n'a plus eu de crise, quelques malaises cependant, le temps de s'asseoir et c'est passé.

Juillet 1922 — N'a plus de malaises, suit régulièrement son traitement et s'occupe régulièrement à la forge de l'Asile.

***

Observation XIV

Thom..., Marie, 24 ans.

Rien dans les antécédents héréditaires.

A. P. — Née à terme. Enfance normale. Intelligente. Mariage à 22 ans.

Début des crises en juillet 1921. Un jour, un jeune homme pour la surprendre se jette sur elle ; la nuit suivante, cauchemar, elle revoit ce jeune homme, se relève, erre dans la chambre, retourne se coucher et est immédiatement prise de convulsions, urine au lit. Ne se souvient de rien.

Les crises sont survenues primitivement tous les 15 jours. Actuellement tous les 2 jours depuis un mois. La malade est régulièrement réglée, et les crises sont plus fortes à cette époque.

Entre à l'Asile le 22 septembre 1922.

Bon état physique, bonne mémoire, pas de ralentissement psychique.

Large trace de brûlure au cou ; traces de morsures de la langue, cicatrices du cuir chevelu ; 3 crises dans la journée qui a précédé l'entrée.

Mise immédiatement à la Phényléthylmalonylurée.

Très douce et travailleuse, la malade s'occupe régulièrement, suit son traitement que nous avons suivi journellement. Très communicative, elle déclare « Je ne sais pas si le médicament peut influer sur mon état, mais je vous assure me trouver tout à fait bien ». La période d'accoutumance n'a été marquée par aucune modification de l'état psychique, il nous semble, seulement remarquer un léger degré d'euphorie. La malade n'a pas eu de nouvelle crise ; réglée à son entrée elle vient de l'être dernièrement. Notre pronostic est certainement très favorable.

***

Observation XV

L....., Anatole, 40 ans.

A. H. — Sa mère aurait été paralysée des quatre membres et serait morte jeune.

A. P. — A été en classe de 7 à 15 ans. Assez intelligent.

Première crise au régiment à la suite d'un excès alcoolique. De plus en plus fréquentes dans la suite, les crises revenaient par séries de 4 à 5 tous les trois jours en moyenne.

Un traitement bromuré à son entrée à l'Asile en 1908 amène une rémission.

En 1918 : rechute avec recrudescence de la violence des crises, elles deviennent de plus en plus nombreuses, se répétant plusieurs fois dans une même journée. Cette fois le bromure reste sans action. Le malade est ombrageux, ne s'occupe pas et se montre facilement impulsif.

Mis à la Phényléthylmalonylurée en novembre 1920.

Depuis cette époque n'a plus présenté aucune crise ; petit à petit il s'est intéressé à ce qui se passait autour de lui ; a cherché à s'occuper.

Actuellement il travaille régulièrement, se montre doux et docile. L'état physique est excellent. Seule la lenteur de la parole persiste.

***

Observation XVI

F....., Marthe, 44 ans.

Rien dans les antécédents héréditaires. Un frère et une sœur en bonne santé.

A. P. — A eu des convulsions dans son enfance. Premiers pas et langage à l'âge normal. Écolage normal. Intelligente et bonne travailleuse,

Première crise à 13 ans, à la suite d'une peur, puis tous les 15 jours, parfois les crises sont remplacées par des vertiges. Réglée à 15 ans sans modification des crises.

Vers 34 ans les crises reviennent beaucoup plus nombreuses, une tous les trois jours en moyenne.

Entre à l'Asile le 7 juillet 1914.

Bon état physique, bonne mémoire, les crises sont fréquentes, mais pas très fortes. La malade se sent un peu entournée, tombe (cicatrices sur le front), n'urine pas, ne se mord pas la langue. Reste troublée quelques minutes puis reprend son travail.

Mauvais caractère, susceptible et irascible, éprouve le besoin de récriminer continuellement et contre tout.

Traitée par KBr. Une dizaine de crises en moyenne par mois.

Mise à la Phényléthylmalonylurée le 24 novembre 1920

Les crises ont complètement disparu dès le début du traitement, mais ont été remplacées par des vertiges moins nombreux cependant : 4 en décembre 1920 ; 4 en janvier 1921.... Actuellement, la malade présente assez régulièrement un vertige par mois.

L'état physique est bon ; mais le caractère est devenu de plus en plus pénible, la malade a des crises de colère très fréquentes qui la rendent insupportable pour son entourage.

Entre temps bonne travailleuse.

***

Observation XVII

Epilepsie convulsive avec léger degré d'affaiblissement intellectuel

P...., Élise, 28 ans.

A. H. — Père mort épileptique.

A. P. — Convulsions dans l'enfance.

Première crise à 10 ans ; puis tous les mois et particulièrement au moment de ses époques depuis la puberté.

Entre à l'Asile en 1908.

Bon état physique, mais faible de caractère, n'a aucune volonté, reste incapable de la moindre initiative ; fait cependant assez bien ce qu'on lui commande.

Traitée par KBr : fortes crises avec bêlements au début puis chute en avant, convulsions, émission d'urines. Amnésie, obnubilation. En plus des crises : vertiges qui précèdent la crise ou la remplacent, dans ce cas les crises suivantes se présentent en séries.

Le nombre des crises était assez régulièrement de 7 à 10 par mois pendant les cinq dernières années qui ont précédé le **Traitement par la Phényléthylmalonylurée institué en novembre 1920.**

A cette époque la malade présente un état d'obnubilation presque constant et ne s'occupe plus.

Au début du traitement légère période de constipation. Les règles devenues moins abondantes, ont complètement disparu depuis avril 1921.

Les crises sont moins fortes, moins nombreuses ; mais la malade en présente une régulièrement par mois. Plus de vertiges, mais fréquents malaises.

L'état psychique s'est sensiblement amélioré, la malade s'occupe, mais se montre très irritable et se met en colère à la moindre contrariété.

***

Observation XVIII

Epilepsie convulsive avec léger degré d'affaiblissement intellectuel.

Th....., Andrée, 14 ans.

A. H. — Crises épileptiques chez les grand'parents.
Des cousins ont également des crises.

A. P. — Enfance normale. N'a guère été en classe. Intelligence sensiblement au-dessous de la normale, n'a jamais pu sympathiser avec les enfants de son âge.

Première crise à 9 ans, rapportée par la famille à une peur ; on lui parlait de chiens enragés, elle est tombée et a perdu connaissance. Durant les trois premières années, 4 à 5 crises par an ; depuis la puberté (13 ans) elles sont beaucoup plus fréquentes et plus violentes, une tous les 8 ou 10 jours.

Entre à l'Asile le 8 avril 1922.

Le jour de son arrivée, alors qu'elle finissait de manger : cri rauque, chute, secousses, écume sanguinolente, yeux révulsés, stertor, sommeil profond.

Mise à la Phényléthylmalonylurée immédiatement.

La malade depuis cette époque présente une crise par mois, moins forte que celle que nous avons pu constater à son entrée. Elle dit également ressentir de fréquents malaises qui ne la dérangent pas de ses occupations.

N'a pas eu ses règles depuis le début du traitement, alors qu'elle les avait régulièrement chez elle.

***

Observation XIX

Epilepsie convulsive avec arrêt de développement intellectuel et physique.

Cab...., Maurice, 10 ans.

A. H. — Gros appoint alcoolique dans la famille.
Un frère mort à 20 mois de convulsions.
Une sœur morte à 8 mois athrepsique.

A. P. — Venu à terme, nourri au sein, n'a marché qu'à deux ans et demi. Convulsions dans l'enfance, suivies peu après de crises épileptiques. Après ses crises restait un mois sans pouvoir causer, ne pouvait manger seul.

Le nombre des crises augmentant de plus en plus, entre à l'Asile le 3 juillet 1920.

Une crise tous les deux jours : pousse des cris, pleure, perd connaissance, tombe, écume, convulsions, pas d'incontinence, changement de couleur de la face ; rotation des yeux en haut.

Ne voit presque pas, strasbisme divergent, débilité physique, marche difficilement, ne cause presque pas, répète seulement quelques mots. Grosses malformations craniennes et dentaires. Wassermann négatif.

Mis à la Phényléthylmalonylurée le 22 novembre 1920.

Le traitement est très bien supporté dès le début. Le nombre des crises diminue sensiblement dès le premier mois. On remarque quelques vertiges.

Juillet 1921 — Continue à prendre régulièrement son médicament. Les crises ne surviennent plus que deux ou trois fois par mois, peu fortes et de courte durée. Les facultés mentales restent peu influencées.

16 juillet 1922 — Les crises sont complètement disparues, les vertiges également. Sort très amélioré pour être placé dans une maison de rééducation.

6 août 1922 — Le traitement ayant été délaissé, malgré les prescriptions, l'enfant a subi depuis son départ une période de fortes crises, qui nécessitent son renvoi dans sa famille : ramené, moribond, sans connaissance, incapable de prendre quoi que ce soit.

Traitement symptômatique immédiat et reprise de la phényléthylmalonylurée.

8 août 1922 — Les crises ont été immédiatement suspendues dès la reprise du traitement, l'enfant commence à reprendre connaissance et s'alimente.

Septembre 1922 — La rémission se maintient, l'enfant est gardé par sa famille.

***

Observation XX

Idiotie-Epilepsie

P.... Henriette, 13 ans.

Pas de renseignements sur les antécédents.

Entrée à l'Asile le 20 mai 1913.

Le certificat d'entrée porte : idiotie congénitale, compliquée d'épilepsie, double pied bot (varus équin). Absence de langage articulé, microcéphalie, mise au traitement bromuré, la malade a présenté d'une façon assez régulière deux crises par mois : se secoue une ou deux fois sur son fauteuil, puis perd connaissance ; asphyxie, le visage devient violacé puis noir. Les crises durent un quart d'heure.

Mise à la Phényléthylmalonylurée en janvier 1921.

Constipation à la période d'accoutumance. Influence peu sensible sur les crises ; elles sont aussi nombreuses, bien qu'un peu moins fortes. Même état mental.

***

Observation XXI

Imbécillité-épileptie

G.... Madeleine, 21 ans.

A. H. — Père mort cardiaque.

A. P. — Venue à terme, convulsions à la naissance.
A parlé et marché à l'âge normal.
A six ans a été piquée par des guêpes et a présenté des crises dans la suite.
Ne sait pas lire. N'a été que très peu en classe.

Entré à l'Asile le 4 décembre 1920.

Ignore son âge, l'année et le mois actuel. Incohérence. Infantilisme. Vastes cicatrices de brûlures à la face, dents brisées. Incapable de la moindre initiative, ne se suffit en rien. État saburral des voies digestives, constipation. Réglée depuis trois mois seulement.

Mise à la Phényléthylmalonyulrée le 10 décembre 1920.

La constipation s'est trouvée aggravée et s'est compliquée d'un prolapsus rectal. Pas d'amélioration au point de vue intellectuel et psychique. Continue à présenter des crises deux ou trois fois par mois, tantôt diurnes tantôt nocturnes : Elle tombe en avant, écume, se mord la langue, urine ; la perte de connaissance dure environ un quart d'heure. Elle reste incapable de s'intéresser à quoi que ce soit. N'a pas été réglée depuis son entrée.

***

OBSERVATION XXII

Idiotie-épilepsie

Gind... René, 6 ans.

Entre à l'Asile le 19 mars 1921.

Le certificat d'entrée mentionne : idiotie, malformations craniennes, absence de langage articulé, gâtisme.

Avril 1921 — Crise caractéristique d'épilepsie : se tord la bouche, tombe, secousses généralisées, bave, urine.

Traité par KBr : même état, 3-4 crises par mois.

Mise à la Phényléthylmalonylurée en janvier 1922.

Continue à avoir autant de crises malgré le traitement.

***

OBSERVATION XXIII

Idiotie-épileptie

B..... Louis, 24 ans.

Entré à l'Asile le 3 juillet 1918.

Convulsions dans la première enfance. Crises épileptiques depuis la puberté. N'a jamais pu s'occuper. Déchéance physique et intellectuelle très marquée. Air abruti, incapable de comprendre quoi que ce soit. Gâtisme. Sujet en outre à des périodes d'excitation qui le rendent dangereux, 4-5 crises en moyenne par mois. Non amélioré par KBr.

Traité par la Phényléthylmalonylurée en novembre 1920.

Pas de modification appréciable, les crises sont aussi fréquentes et présentent les mêmes caractères. Pas de modifications psychiques, le malade reste dans un état de torpeur et de somnolence entrecoupé de périodes d'excitation.

***

Observation XXIV

Idiotie-épileptie

C..... Julia, 24 ans.

Rien dans les antécédents héréditaires, elle est la deuxième d'une famille de seize enfants, dont trois sont morts de maladies banales et les autres bien portants.

A. P. — Accouchement normal. Crises convulsives depuis l'âge de 1 an : elles surviennent une fois par semaine surtout la nuit : pousse un cri, perd connaissance et urine au lit ; les crises durent 5 à 10 minutes et sont suivies d'une période d'obnubilation et de sommeil. A été en classe mais n'a jamais pu apprendre à lire. Depuis qu'elle est réglée, les crises ne sont plus guère que mensuelles et accompagnent en général ses règles. Presque toujours nocturnes, elles durent plus longtemps et surtout sont suivies de longues périodes d'obnubilation : deux ou trois jours pendant lesquels elle reste au lit, divague, chante ou dit des mots incompréhensibles, et ne reconnaît personne. A 23 ans est devenue violente et dangereuse dans ses périodes d'obnubilation ; elle frappe et brise tout ce qu'elle a sous la main.

Entre à l'Asile le 12 novembre 1921.

Compréhension très lente et très incomplète, indifférence. Ne sait où elle est, ni pourquoi elle est là.

Ne sait pas ses lettres. Ne lit pas l'heure à une montre· Goître sans symptômes de crétinisme.

Mise à la Phényléthylmalonylurée dès son entrée,

20 novembre 1921 — Une crise nocturne (cri, miction, convulsion).

22 décembre 1921 — 3 crises consécutives, suivies d'un violent accès d'agitation.

Janvier 1922 : 4 crises — février : 1 — mars : 4 — avril : 2 — mai : 3 — juin : 3 — juillet : 4 — août : 3 — septembre : 2.

Les crises paraissent avoir été influencées dans leur intensité et dans leur régularité ; mais la malade n'est plus réglée.

Moins impulsive cependant, elle se montre plus docile et plus calme, même dans la période qui suit les crises. L'état physique et mental reste sans changement.

***

Observation XXV

Idiotie-épileptie

L..... Maurice, 11 ans.

Entré à l'Asile le 5 août 1918.

Ne cause pas, marche assez bien, grimpe partout et touche à tout. Ne semble pas prêter attention quand on lui cause. Malformations crâniennes et faciales. Gâtisme.

Traité par KBr : tous les mois une crise avec perte de connaissance et obnubilation consécutive ; reste trois heures avant de revenir à lui. En outre, vertiges fréquents ; laisse tomber ce qu'il tient et reste immobile un moment.

Mis à la Phényléthylmalonylurée le 29 décembre 1920.

Léger érythème, localisé aux poignets le douzième et treizième jour.

Les crises sont aussi fréquentes, mais seule la période d'obnubilation serait moins marquée. Les vertiges persistent également. Même état mental.

***

Observation XXVI

Epileptie convulsive, état de mal. — Albuminurie

(A simple titre de comparaison avec les 2 observations suivantes)

L..... Pierre, 55 ans.

Rien dans les antécédents héréditaires.

Convulsions dans l'enfance, épileptique depuis l'âge de treize ans.

Marié à 28 ans : à cette époque 5 à 6 crises par mois avec période d'obnubilation consécutive assez courte. Cet état s'est maintenu stationnaire pendant longtemps.

Deux mois avant l'entrée, les crises sont devenues plus fortes et suivies d'accès de fureur particulièrement violents ; blesse grièvement sa femme d'un coup de pioche à la tête.

Entre à l'Asile le 7 avril 1922.

Grosse agitation avec menaces, propos délirants, basés sur des hallucinations de l'ouïe ; état général précaire, un gramme d'albumine dans les urines.

Traitement symptômatique.

L'agitation s'accentue, dénutrition rapide. Mort, après une période comateuse d'une semaine, un mois après l'entrée.

***

Oservation XXVII

Epileptie convulsive, état de mal. — Albuminurie

Lin..., 52 ans.

Convulsions dans l'enfance.

Rien jusqu'à 45 ans; époque où le malade a présenté ses premières crises : une en moyenne par mois.

Depuis trois ans des accès sont devenus de plus en plus fréquents et s'accompagnent d'épisodes délirants.

Entre à l'Asile le 20 avril 1922.

Agitation violente avec incohérence et inconscience.

Essai de traitement par la Phényléthylmalonylurée à doses faibles.

Grosse déchéance physique. Albumine 1 gr. 50.

L'agitation persiste. Mort 8 jours après l'entrée.

***

Observation XXVIII

Epileptie convulsive, état de mal, albuminurie

L..... Félix, 52 ans.

A. H. — Père mort dans un Asile.
Mère morte cardiaque.

A. P. Convulsions dans l'enfance. Premières crises vers l'âge de 12 ans, les crises étaient à cette époque assez rares et ont permis une instruction primaire. Le malade a fait 3 ans de service militaire pendant lesquels, il n'a eu qu'une période de crises, 6 mois avant sa démobilisation, pendant les manœuvres. Mariage à 25 ans, une crise 6 mois après, une nouvelle deux mois plus tard. Dans la suite elles sont devenues plus fréquentes, tous les huit jours en moyenne.

A diverses reprises : 28 ans, 34 ans, 45 ans, périodes de divagation et d'agitation qui nécessitent l'hospitalisation. Depuis 1917, les crises sont quotidiennes avec tendances aux séries : l'obnubilation qui est l'état habituel est coupé de temps en temps de périodes d'agitation.

Entre à l'Asile le 19 mai 1922.

État confusionnel avec divagation, turbulence inconscience et gâtisme. Grosse déchéance physique. Albumine 3 grammes. Cet état qui se serait progressivement accentué, remonterait à 6 mois.

Le traitement par la Phényléthylmalonylurée à doses faibles n'amène aucune amélioration, l'agitation persiste, s'accentue même... issue fatale quinze jours après l'entrée.

***

Observation XXIX

Epilepsie type Bravais-Jacksonnien

Bl..... Camille, 26 ans.

Rien dans les antécédents.

A. P. — Fils unique. Accouchement prématuré provoqué à huit mois. Enfance normale. Intelligent et pas travailleur, a suivi des cours jusqu'à 18 ans sans résultat. Caractère fantasque.

En avril 1916 — Traumatisme crânien ; tentative de suicide à deux, tue sa maîtresse, mais ne réussit qu'à se traverser la boîte crânienne ; deux grosses cicatrices région frontale droite et temporale gauche avec large perte de substance osseuse.

Dans la suite est poursuivi pour vol et recel, ne s'occupe que d'une façon irrégulière et s'adonne à la boisson.

Première crise en juin 1920.

Entre à l'Asile le 23 mars 1921.

6 mai 1921 — Crises subintrantes avec prédominance des convulsions dans le côté droit.

Mis au traitement par la Phényléthylmansnylurée à cette date.

21 mai 1921 — Les crises persistant la dose est portée à 0 gr. 30. Disparition complète des crises en l'espace de trois jours. La rémission persistant la dose est remise dans la suite à 0 gr. 20.

Depuis cette époque le malade n'a plus eu de crises ; mais à deux reprises différentes il a uriné au lit dans le courant de septembre 1921. Il a conservé un caractère insupportable, récrimine continuellement contre la nourriture, les soins dont il est l'objet ; écrit à plusieurs reprises des lettres de menaces à sa famille ; tente de s'évader. Malgré la suppression des crises son état nécessite son maintien dans un quartier de surveillance.

***

Observation XXX

Type Bravais Jackssonnien, Debilité mentale

D..... Gaston, 30 ans.

Rien dans les antécédents héréditaires.

A. P. — A l'âge de 13 ans, fut frappé par une pierre en la région frontale. Premiers accès un an après l'accident. Second accès 3 semaines plus tard. Ils sont devenus hebdomadaires , puis quotidiens dans la suite.

Trépanation en 1914, dans un but curatif (énorme cicatrise fronto-pariétal) qui ne donne qu'une amélioration passagère.

Caractère épileptique très marqué ; gros affaiblissement intellectuel, irritable, susceptible et orgueilleux, incapable de s'occuper. Passe son temps dans les cafés, joue, boit et rentre à la maison terrorisant sa famille par des actes de violence.

Entre à l'Asile le 20 août 1918.

Gros affaiblissement intellectuel avec idées de satisfaction, mythomanie, tendance aux idées de grandeur. Esprit capricieux, fantasque et romanesque. Un peu de dysarthie, lenteur et maladresse des mouvements.

Pas d'amélioration par KBr. En moyenne une crise par mois avec prédominance des convulsions à gauche au début de la crise ; elle est suivie d'une période d'excitation euphorique ou de dépression mélancolique.

Ne s'occupe à rien, récrimine continuellement.

Mis à la Phényléthylmalonylurée en novembre 1920.

Les crises sont moins nombreuses, mais persistent cependant d'une façon assez régulière tous les 3 mois, elles sont particulièrement violentes. Le caractère n'a été aucunement influencé et suffit à rendre le malade absolument intolérable pour son entourage.

***

Observation XXXI

Type Bravais-Jacksonnien

R.... Édouard, 46 ans.

Épilepsie traumatique, dans une chute reçoit une bûche de bois sur la tête.

Deux ans après (9 ans), premières crises ; primitivement localisées au côté droit, elles ont alterné dans la suite avec des convulsions généralisées qui ont fini par devenir la règle.

Entre à l'Asile en septembre 1898.

Très émotif, arrive à ne plus pouvoir causer. Asymétrie frontale et faciale. Crises fréquentes, une quinzaine par mois, toujours nocturnes, très fortes, sans aura, morsure de la langue, miction, se débat et tombe chaque fois de son lit, toujours du même côté. Amnésie consécutive. Égaré, a de la peine à s'alimenter.

Pas méchant ; donne l'aspect d'un imbécile calme et apathique. Pas d'amélioration par KBr.

Mis à la Phényléthylmanonylurée en novembre 1920.

Alors qu'il était en pleine période de crise.

Suppression immédiate des accès. N'en a pas eu depuis.

Novembre 1921 — Garde son émotivité, mais reste doux, gentil ; ne présente plus de périodes d'obnubilation. Il s'occupe un peu manuellement, conserve une bonne mémoire, cause raisonnablement, s'intéresse aux journaux.

Octobre 1922 — La rémission et l'amélioration se maintiennent, seule la lenteur de la parole persiste.

***

OBSERVATION XXXII

Epilepsie vertigineuse

Del..... Marcel, 20 ans.

A. H. — Mère morte à 39 ans de tuberculose. Aurait également eu des convulsions en bas âge.
Grand'mère maternelle morte paraplégique.
Grand'père maternel alcoolique.

P. P. — Fils unique. Méningite à deux ans ; a présenté des vertiges depuis cette époque. Un seul d'abord le matin au lever ; puis dix par jour, dans la suite ils sont devenus de plus en plus nombreux.

Caractère emporté, violent, qui met le malade dans l'impossibilité de s'occuper.

Entre à l'Asile le 10 avril 1918.

Ralentissement psychique marqué, sait lire et écrire, bonne mémoire. État physique satisfaisant. Une vingtaine de vertiges dans la journée qui a suivi son entrée : étant assis, il se raidit, renverse la tête en arrière, au maximum d'extension ; ses yeux se dévient, battements des paupières, un peu de pâleur du visage. Ces symptômes ne durent que quelques secondes ; le malade reprend son attitude naturelle, mais reste quelques secondes hagard puis revient à lui.

Mis au bromure ; en avait déjà pris avant son entrée.

25 janvier 1919 — A peu près chaque heure, vertige durant à peu près dix secondes, il pâlit, convulse ses yeux, ne tombe jamais.

Malade doux et docile actuellement, parfois un peu taquin, sans excitation morbide, un peu flemmard ; s'occupe comme auxiliaire à l'infirmerie.

Mis à la Phényléthylmalonylurée en novembre 1920.

Diminution progressive, suivie d'une suppression complète des vertiges en l'espace de 2 mois.

Continue à s'occuper à l'infirmerie, peut sortir, fait les courses dans l'Asile, s'occupe manuellement. Certains jours, il parait toutefois un peu endormi et apathique.

Juillet 1921 — L'amélioration s'accentue ; l'activité renaît petit à petit, l'appétit est régulier, l'état physique très satisfaisant. Caractère docile.

Sort de l'Asile le 8 janvier 1922 pour s'occuper avec son père dans la culture.

***

Observation XXXIII

Epileptie larvée

Serr..... Eugène, 43 ans, vigneron.

A. H. — Père éthylique.

A. P. — Enfance normale, bon travailleur. Marié, deux enfants.

Excès alcooliques. — Renseignements confirmés touchant l'abus d'alcool : deux litres et demi de vin par jour, eau-de-vie et beaucoup de café. Se plaint depuis longtemps de crampes dans les jambes, cauchemars fréquents la nuit. Tremblement très accentué des doigts.

Crises convulsives généralisées et vertiges. — Première crise à 28 ans, deuxième crise 6 mois plus tard, puis tous les mois. Entre temps, crises avortées, vertiges suivis de secousses dans les bras et dans les jambes.

Manifestations larvées. — A 33 ans, premier accès d'épilepsie larvée : sort brusquement un matin, va tirer la cloche du maire et revient en courant chez lui. Ces accès se répètent et rendent le malade dangereux ; deux fois il tente d'étrangler sa femme, une autre fois un voisin qui avait dû intervenir.

Entre à l'Asile en novembre 1914.

Traité par KBr : une crise par mois en moyenne, généralement nocturne ; quelques vertiges entre temps. Les crises sont fortes et consistent surtout en manifestations larvées, il écume, court, va se coucher dans le lit de ses camarades de dortoir.

Au bout de 6 mois de traitement, son état s'est sensiblement amélioré, le malade bénéficie d'une sortie d'essai.

Revient un mois après, à la suite d'un accès particulièrement violent : malgré l'abstention complète d'alcool, un accès le prend subitement, il lance une gifle telle à sa femme, qu'elle roule par terre, il se précipite sur elle pour l'étouffer et menace de se lancer sur plusieurs personnes présentes. A son retour, le malade est amaigri, très obnubilé et présente des idées de persécution très marquées.

Les crises se présentent avec la même moyenne et les mêmes caractères qu'au moment de son premier internement ; mais les manifestations larvées sont beaucoup plus fréquentes : irritabilité, colères vives avec excitation, inconsciente. Incohérent et désordonné dans ses actes, insulte tout le monde, menace et se montre agressif.

Décembre 1918 — Un accès d'agitation dure près d'une huitaine de jours.

Mai 1919 — Un nouvel accès particulièrement violent. En somme, les symptômes de la maladie s'aggravent de plus en plus ; à l'époque où nous voyons le malade, il présente une déchéance physique très marquée, donne l'aspect d'un imbécile, apathique, incapable de s'occuper ou même de s'intéresser à quoi que ce soit.

Mis à la Phényléthymalonylurée le 16 novembre 1920.

N'a plus eu depuis cette date ni crise, ni vertige, ni sursaut. Plus d'accès d'agitation. Au surplus, la disparition des accès a été accompagnée d'une véritable transformation de l'état physique. Les nuits n'ont plus été marquées par le moindre incident, le sommeil est tranquille. Petit à petit, l'état psychique a subi une véritable transformation, docile et doux avec son entourage, il a repris goût au travail.

Août 1921 — S'occupe régulièrement dans la vigne de l'Asile. Lit les journaux, cause d'une façon très lucide, mais conserve un ralentissement très marqué de la parole. Les facultés intellectuelles sont absolument intactes.

Janvier 1922 — L'amélioration s'accentue progressivement, le malade reste volontairement à l'asile où il jouit d'une liberté complète. Sort le dimanche avec sa femme.

Août 1922 — Quitte l'Asile définitivement pour aller faire les vendanges chez lui.

***

Observation XXXIV

Hystérie

P..... Marcel, 18 ans.

Rien dans les antécédents héréditaires.

A. P. — Venu à terme. Convulsions à 8 mois. N'a jamais rien pu faire en classe, caractère difficile.

Première crise à 16 ans, puis tous les 15 jours en moyenne.

Entré à l'Asile le 14 août 1920.

Une crise le jour de son entrée. Pas de cri initial, tombe avec fracas, pas de changement de coloration du visage, pas de troubles des sphincters ; les secousses consistent en flexion du tronc et de la tête, quelques secousses dans les membres supérieurs, mais le pouce est en extension, petits battements des paupières, yeux clos. Durée un quart d'heure.

Un essai par le bromure reste sans résultat.

Mis au traitement par la Phényléthylmalonylurée en décembre 1920.

Depuis cette date, les crises n'ont pas changé de caractère, aussi nombreuses, elles reviennent environ deux fois par mois. La dose de 0 gr. 20 portée à 0 gr. 30 puis à 0 gr. 40 est restée sans résultat. Le mauvais caractère du malade ne fait que s'accentuer, indocile, fort masturbateur ; agressif envers les malades de son entourage, il reste maintenu dans un quartier de surveillance.

***

OBSERVATION XXXV

Hystéro-épilepsie

M..... Marguerite, 18 ans.

Entrée à l'Asile le 21 octobre 1921.

Le certificat d'entrée porte : prédisposée héréditaire (père mélancolique avec syndrome neurasthénique), qui à la suite d'une typhoïde grave survenue en 1919 présente des crises épileptiformes et des malaises, consistant en frayeur avec dilatation des pupilles et légère obnubilation consécutive En outre, la malade présente également des accès d'angoisse respiratoire et d'anxiété, des idées vagues de persécution, des obsessions suicide ou plus exactement la crainte d'être poussée irrésistiblement à se pendre.

Mis à la Phényléthylmalonylurée dès son entrée.

Période d'adaptation très bien supportée, la malade est cependant très émotive, pleure pour un rien, ne cherche pas à s'occuper.

16 février — N'a pas eu de grandes crises depuis son entrée, mais seulement des malaises, consistant en un mal de tête subit, suivi de la peur de la mort, le sang lui monte à la tête, pas de chute, tremblement des membres, pas de miction : il lui semble voir « le personnage de la mort avec sa faux » devant elle. Ne se remet qu'au bout de cinq minutes.

27 mars 1922 — Deux fortes crises, une diurne, une nocturne, nettement épileptiques, coïncidant avec la période de ses règles ; par négligence de la part d'une infirmière le médicament n'a pas été donné depuis 4 jours, a uriné au lit.

Juillet 1922 — N'a pas eu d'accidents épileptiques depuis le mois de mars, les malaises sont de moins en moins fréquents et insignifiants. Prend goût au travail et s'occupe. Dépression sensible cependant au moment des règles.

Sort en août 1922 pour rester dans sa famille.

***

Observation XXXVI

Hystéro-épileptie

Ver..... Anna, 62 ans.

Entrée à l'Asile le 29 novembre 1908.

Pas de renseignements sur les antécédents héréditaires.

Crises à peu près journalières, mais toujours diurnes, et principalement au moment de la visite.

Quelque chose la serre à la gorge, elle sent des fourmillements dans tout le corps et la crise éclate : cri rauque en jet de vapeur, puis semble perdre connaissance, se roule et se tord en tous sens, essaie de baver sans y parvenir. D'autres fois, court et danse dans la salle. Les crises durent un quart d'heure.

Pas de pâleur du visage, avoue entendre et voir autour d'elle au moment de ses crises, mais ne pouvoir répondre.

Vraisemblablement : syphilis héréditaire, nez en lorgnette, chute précoce des dents sans aucune douleur.

23 juillet. — Crises moins fréquentes, mais toujours diurnes. Se secoue comme un pantin, ne se mord pas la langue, ni n'urine. Ne se fait jamais de mal, ne pâlit pas, se rappelle de sa crise. Pas de période d'obnubilation consécutive, reprend son travail immédiatement, 10 à 15 crises par mois.

Mise à la Phényléthylmalonylurée en décembre 1920.

Amélioration très sensible, dès le début du traitement, très bien toléré, les crises commencent a s'espacer.

7 juillet 1922 — Plus que 3 ou 4 crises par mois.

Septembre 1922 — Actuellement tombe comme les épileptiques mais sans jamais se faire de mal. Ne change pas de coloration, ne se mord pas la langue, mais bave. N'urine jamais sous elle. Secousses très modérées. Ne ronfle pas, se rappelle avoir eu une crise. Pas de ralentissement intellectuel. Deux crises par mois. Gaie, travailleuse, ni irascible, ni impulsive.

***

Observation XXXVII

Hystéro-épileptie

Pan.... Marie, 19 ans.

Rien dans les antécédents héréditaires.

Aînée de 4 enfants. Une sœur morte bacillaire.

Caractère très indocile dès l'enfance. Instruction primaire, intelligence normale. Plus âgée n'a jamais pu être tenue par ses parents et menait une vie très irrégulière. Réglée à 17 ans, n'a vu ses règles que quelques mois, l'apparition de la première crise coïncide avec leur disparition.

A cette époque sa bizarrerie de caractère, nécessite sa mise en observation à l'hôpital où elle passe 18 mois avant son entrée à l'Asile le 10 décembre 1921.

Le certificat porte : crises convulsives fréquentes, entre temps périodes d'excitation, alternant avec des périodes de dépression, récemment la malade a simulé deux fois une tentative de suicide.

Bon état physique, intelligence intacte, mais ralentissement marqué des opérations intellectuelles, elle ne se souvient pas de ses crises qui viennent par séries de 2 ou 3 environ deux fois par semaine. Cicatrices anciennes et récentes de la langue, incisive supérieure brisée. Deux crises le lendemain de son entrée : cri rauque, chute, écume abondante, secousses dans les membres (pouce en dedans), urine. Revient à elle environ dix minutes après, ne se souvient de rien.

14 décembre — Période d'excitation, chante, gesticule, frappe les portes à coup de pied. Menace son entourage.

Mise au traitement par la Phényléthylmalonylurée

28 janvier 1922. — Les crises moins fréquentes dès le début du traitement persistent cependant ; le plus souvent sous forme de vertiges suivis de chute ; la malade se relève elle-même et prétend ne se souvenir de rien.

21 mars. — Les crises persistent, mais beaucoup moins fréquentes. Réapparition des règles. Périodes de surexcitation fréquentes.

Septembre — La malade continue à prendre régulièrement son médicament et n'a plus présenté de crise depuis trois mois, elle ressent seulement de légers malaises au moment de ses règles : tout à coup « tout se brouille dans sa tête pendant une seconde « elle pousse un cri, c'est comme un courant électrique qui la surprend ». Plus calme elle s'occupe, mais donne nettement actuellement le tableau d'une pithiatique. Parler lent et recherché, attitudes maniérées, aimant se faire valoir.

Trompeuse, fait monter elle-même le thermomètre simulant une maladie ; prétend qu'il lui est impossible de manger, alors qu'on la surprend entrain de faire de véritables repas en cachette. Recherche la société masculine ; étant donné sa situation tente même des rapprochements avec les personnes de son sexe. L'état physique est excellent. Continue à avoir régulièrement ses règles.

***

Observation XXXVIII

Hystéro-Epilepsie

Lase.... Marie, 22 ans.

Père mort à 48 ans, cardiaque et éthylique.

Mère morte à 52 ans d'un cancer utérin.

Deux frères vivants 4 sœurs mortes en bas âge.

A. P. — Convulsions étant toute petite. Étourdissements à 8 ans. Première crise à 11 ans. A été en classe de 7 à 11 ans. Intelligente, apprenait bien. Au début les crises revenaient tous les huit jours.

Réglée à 12 ans, sans influence sur le nombre et le caractère des crises.

Entre à l'Asile le 9 février 1920.

État physique laissant à désirer, langue sâle, haleine fétide, mydriase ; larges cicatrices de brûlures au genou et coude droit. Vient de passer trois semaines dans un hôpital, où elle aurait fait deux tentatives de suicide.

1er mars — Tous les cinq jours en moyenne, la malade présente une crise, tantôt diurne, tantôt nocturne, « Elle ne se sent pas tomber, sent cependant quand ça va venir, mais n'a pas le temps de se ranger » se raidit à terre, les bras étendus, écume, urine rarement, ni ne se mord, se blesse fréquemment. Courte période d'obnubilation. En dehors de ses crises, nombreux vertiges, accompagnés d'hallucinations de l'ouïe, avec idées délirantes de persécution. « Elle entend médire d'elle ».

Décembre — Environ tous les mois, gros accès d'agitation, les premiers avaient duré un quart d'heure, le dernier a été beaucoup plus long : se frappe la tête contre les murs et les meubles, se roule à terre, répète qu'elle veut en finir avec l'existence. Qu'elle sait bien ce qu'elle fait, mais qu'elle ne peut s'en empêcher. Grosses ecchymoses. Pas d'amnésie consécutive.

A été surprise plusieurs fois en train de se masturber. A cette époque les crises convulsives apparaissent généralement le matin et s'accompagnent de décoloration du visage, écume et miction, fortes convulsions classiques et amnésie consécutive. 5 à 7 par mois.

Mise à la Phénylêthylmalonylurée le 9 décembre 1920.

Les crises convulsives ont été influencées, quant à leur nombre dès le début du traitement. Dans le courant de l'année 1921 nous ne relevons que 8 et principalement pendant les premiers mois, elles ont conservé les mêmes caractères. Par contre, les crises d'hystérie deviennent de plus en plus fréquentes se compliquant actuellement de réactions violentes envers l'entourage, qui ont nécessité le passage de la malade dans un quartier d'agitées.

Juin 1922 — La suppression des accès convulsifs se maintient.

Septembre — A la suite d'une contrariété, la malade vient de passer une période de quatre jours semblable à celle de décembre 1920. Les règles ne viennent que d'une façon très irrégulière et laissent la malade dans un état d'anxiété perpétuel.

CONCLUSIONS

La phényléthylmalonylurée, dont la posologie et le mode d'emploi sont actuellement bien précisés, paraît être aujourd'hui le plus efficace traitement suspensif, mais non curatif de l'épilepsie.

Après une période de somnolence, plus ou moins marquée, n'excédant guère une durée de 2 à 3 semaines, survient généralement une réaction avec très légère excitation, qui constitue un symptôme favorable.

Le remède est très bien toléré, même chez l'enfant et le vieillard, chez lesquels, pourtant il devra être manié avec prudence. La seule contre-indication formelle à son emploi est un état défectueux de l'émonctoire rénal.

Malgré un nombre assez considérable de cas où nous le vîmes employer, nous n'avons constaté que deux fois des accidents un peu importants consistant en agitation avec confusion des idées ; il s'agissait dans les deux cas de malades présentant une albuminurie abondante.

La constipation et les iruptions prurigineuses qui accompagnent parfois le début de l'emploi de la phényléthylmalonylurée sont toujours sans gravité.

D'une façon générale, cette médication, non seulement suspend les manifestations comitiales, mais améliore l'état physique et l'état mental des malades.

C'est dans l'épilepsie à crises convulsives généralisées qu'elle donne son maximum d'effets favorables à moins que la névrose n'accompagne un état d'idiotie ou d'imbécillité. Dans ce cas, non seulement les crises persistent, mais avec elles la dépression et la somnolence du début du traitement ; la réaction n'a pas lieu.

Dans l'épilepsie jacksonienne, l'effet est souvent incomplet, les crises généralement se renouvellent, mais avec moins de fréquence et d'intensité. Dans cette forme, l'excitation réactionnelle du début consistant en irascibilité, indocilité, esprit de taquinerie, y est particulièrement prolongée.

Dans l'épilepsie vertigineuse, la phényléthylmalonylurée agit également plus lentement que dans l'épilepsie convulsive généralisée, mais son action suspensive peut à la longue y être aussi complète.

Nous n'avons pas constaté que cette médication aggravait les manifestations larvées. Au contraire, dans une observation que nous rapportons, celles-ci, particulièrement graves et fréquentes, disparurent complètement.

Dans l'hystéro-épilepsie, la phényléthylmalonylurée peut servir de pierre de touche dans la démarcation des deux névroses ; elle supprime ou atténue considérablement les crises convulsives et demeure absolument inopérante envers le pithiatisme.

Sur les manifestations épileptiformes des affections organiques (paralysie générale, artériosclérose, syphilis cérébrale, séquelles d'encéphalite léthargique) cette médication paraît demeurer inefficace.

BIBLIOGRAPHIE

BEHAGUE (P). — Étude sur l'épilepsie traumatique — *Thèse de Paris*, 1919.

BERGÈS (G). — La Phényléthylmalonylurée dans le traitement de l'épilepsie — *Thèse de Paris*, 1921.

BRILLET (B). — Quelques faits et quelques théories récents relatifs à l'étiologie, la pathogénie et au traitement de l'épilepsie — *Thèse de Paris*, 1921.

CHEINISSE (L). — Traitement de l'épilepsie par la Phényléthylmalonylurée — *Presse médicale*, 28 août 1920.

DIVRY. — Traitement de l'épilepsie par le luminal-Encéphale, mars-avril 1922.

DUCOSTÉ (M). — Note sur le luminal dans le traitement de l'épilepsie — *Annales Médico-psychologiques*, septembre octobre 1920.

DUCOSTÉ (M). — Le traitement de l'épilepsie par la Phényléthylmalonylurée — *Journal des praticiens*, 20 mai 1922.

MARCHAND. — État de mal épileptique mortel au cours d'un traitement par le gardénal — *Annales médico-psychologiques*, janvier 1922.

RAFFEGEAU. — De l'emploi du luminal dans l'épilepsie — *Annales médico-psychologiques*, mars-avril 1920.

RAFFEGEAU. — Note défavorable du Dr Franckhauser et réponse de M. Raffegeau — *Annales médico-psychologiques*, novembre-décembre 1920.

ROUBINOVITCH. — Des divers traitements actuels de l'épilepsie — *Annales médico-psychologiques*, 10 juillet.

ROUECHE H. — Le nouveau traitement de l'épilepsie chez les enfants et les adultes — *Journal de médecine de Paris*, 10 juillet 1921.

TABLE DES MATIÈRES

PREMIÈRE PARTIE

DEUXIÈME PARTIE

www.ingramcontent.com/pod-product-compliance
Ingram Content Group UK Ltd.
Pitfield, Milton Keynes, MK11 3LW, UK
UKHW022124260726
13993UKWH00003B/1218